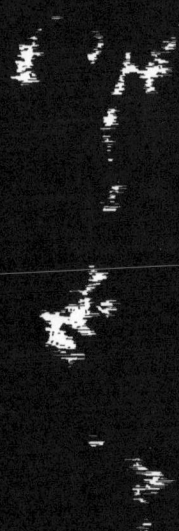

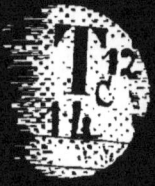

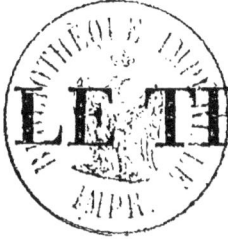

LE TRIOMPHE

DE

LA VIE ET DE LA SAGESSE

SUR LA MORT.

J'ai déposé à la Bibliothèque Royale les exemplaires voulus par la loi, et je place la présente édition sous sa protection et la probité des citoyens. Les lois équitables, par leurs principes, leurs motifs et leur but, m'en garantissent la propriété exclusive; pour que l'on ne les ignore pas je les rapporte. Je déclare formellement que je poursuivrai, devant les tribunaux compétans, tous les contrefacteurs ou débiteurs d'éditions contrefaites, et je promets même à celui qui me les fera connaître où les fera saisir, la moitié du dédommagement que la loi accorde (1); j'avertis, en outre, que les exemplaires qui ne seront pas revêtus de ma signature seront désavoués.

Signature de l'Auteur.

EXTRAIT du décret du 19 Juillet 1793, concernant les contrefacteurs et débiteurs d'éditions contrefaites.

Art. III. Les officiers de paix, juges-de-paix, ou commissaires de police, seront tenus de faire confisquer, à la réquisition et au profit des auteurs, compositeurs, peintres et dessinateurs, et autres, leurs héritiers ou cessionnaires, tous les exemplaires des éditions imprimées ou gravées sans la permission formelle ou par écrit des auteurs.

Art. IV. Tout contrefacteur sera tenu de payer, au véritable propriétaire, une somme équivalente au prix de trois mille exemplaires de l'édition originale.

Art. V. Tout débitant d'édition contrefaite, s'il n'est pas reconnu contrefacteur, sera tenu de payer, au véritable propriétaire, une somme équivalente de cinq cents exemplaires de l'édition originale.

---

(1) Ceux qui découvriront quelques contrefacteurs ou débiteurs hors de ce département, pourront écrire en toute sûreté à Bordeaux, et franc de port, place des Capucins, N°. 21, lieu où réside l'auteur.

LE TRIOMPHE

DE LA VIE ET DE LA SAGESSE

SUR LA MORT,

OU

LE CORRECTEUR

DE LA SENSUALITÉ DÉRÉGLÉE QUI CONDUIT L'HOMME AU
TOMBEAU ;

OUVRAGE moral , très-utile aux pères et aux mères de famille, aux maîtres et maîtresses de pension , et surtout
aux jeunes gens ;

PAR ETIENNE GARDE,

Médecin et Accoucheur à Bordeaux ; ci-devant Pharmacien à
l'hôpital militaire d'Orléans ; Démonstrateur d'anatomie et
Chirurgien-Major de la Marine ; Docteur en médecine de l'U-
niversité de Montpellier, reçu avant la dernière organisation ;
Membre de la Société médicale séant à l'Ecole de médecine
de Montpellier, et de l'Académie des sciences et des arts du
département du Lot , séant à Montauban , et de la ci-devant
Société médicale de Bordeaux ; Ex-Médecin clinique de l'hos-
pice St.-Eloi de Montpellier , et de la onzième Division militaire ; Professeur de séméïotique et de médecine-théorique
et pratique.

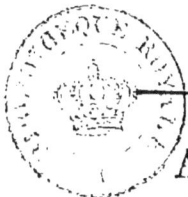

A BORDEAUX,

Chez LAWALLE jeune , Imprimeur-Libraire , allées de
Tourny , n°. 20.

1818.

AVIS DE L'ÉDITEUR.

———

Quoique l'explosion de ma voix se fasse entendre dans mes écrits, et qu'une saine et judicieuse morale la dirige vers le désordre de la vie afin d'éviter les conséquences funestes qui en sont les suites, l'auteur croit devoir annoncer, sans porter la moindre atteinte aux sages maximes exposées dans ses ouvrages : 1°. Qu'il descend en ligne directe d'une famille qui, depuis plus d'un siècle, a eu la meilleure réputation dans l'art des accouchemens et dans une stricte discrétion; 2°. Qu'il perfectionne, en ce jour, l'établissement de ses ancêtres, pour y recevoir des pensionnaires pour y faire leurs couches, en prenant sur ses charges tous les soins que nécessite leurs positions; 3°. Que le local de son établissement est grand, vaste et situé dans le lieu le plus salubre de la ville.

Il tient également un bureau pour les nourrices, qu'il scrute exactement, pour la sécurité de ceux qui désirent faire nourrir leurs enfans.

Les *nourrices* et les réclamans s'enregistrent chez l'Auteur, tout le cours de la journée,

Enfin, l'Auteur, voulant marcher sur les mêmes voies que se sont tracées diverses sociétés de bienfaisance, qui donnent des avis sanitaires aux malheureux qui réclament le secours de l'art, donne avis qu'il continue de partager leurs glorieux travaux, en donnant tous les jours des consultations gratuites, depuis six heures du matin jusqu'à huit heures et demie en été ; et en hiver, depuis sept heures jusqu'à neuf heures et demie.

Il demeure place des Capucins, n°. 21, à Bordeaux.

L'entrepôt général de ses ouvrages est chez lui. Les autres entrepôts sont chez

AVANT-PROPOS.

———

Je pressens d'avance le reproche que quelques personnes austères me feront, d'avoir cédé à l'instigation d'un style figuré et trop ampoulé ; je les prie d'être bien persuadées que je ne me suis jamais livré à une orgueilleuse contemplation de ma personne, et que mon but n'a pas été celui de satisfaire un amour-propre mal entendu : Ex omnibus vitiis, nullum est majus superbiâ. Ce qui me rassure dans ces circonstances, c'est que si on réfléchit un instant, on s'apercevra aisément que c'est pour l'âge de l'adolescence et pour l'âge viril que ces deux ouvrages ont été composés : tout le monde sait qu'à ces deux époques de notre existence, on ne se sépare pas sitôt de la folâtre Thalie.

On conviendra également qu'il n'est pas toujours hors de propos, à un auteur, de se modeler et de suivre l'imagination mobile de la jeunesse pour l'intéresser. On est donc forcé d'avouer que les intermissions et les métaphores, semées çà et là dans mon ouvrage, frappent d'autant plus, par leurs traits mythologiques, l'imagination de la jeunesse, qu'on les attache toujours à leur première éducation, comme des moyens propres à les instruire sur le paganisme, aveuglément révéré de nos premiers pères, et à leur faci-

liter l'intelligence des auteurs les plus célèbres. C'est donc après avoir bien médité, que j'ai prévu que la sécheresse des choses qu'inspire l'inquiet et sévère Esculape était défavorable à l'adolescence, comme le serait un breuvage amer qu'on présenterait à la tendre enfance sans avoir eu la précaution d'enduire de miel le bord de la coupe; en outre, étant moi-même livré à des idées scientifiques que nécessite la pratique de la médecine, j'ai cru, par fois, détendre mon arc pour lui donner plus de force, en un mot, pour me délasser afin d'exercer ensuite mon esprit sur des préceptes utiles; enfin, d'autres personnes, inattentives ou excitées par l'esprit du désordre, pourraient m'objecter encore que les préceptes moraux insérés dans mes deux opuscules, ne peuvent se concilier avec mon annonce de l'établissement des femmes enceintes (1) *J'observe ici que ces mauvais sarcasmes se dirigent vers tous les gouvernemens civilisés; tout le monde sait que depuis que les lumières philosophiques et les sentimens d'humanité les ont retirés du sein de l'ignorance et de la barbarie dans laquelle la superstition les avaient plongés, qu'ils se sont appliqués, depuis lors, à former des établissemens pour les femmes enceintes, les enfans abandonnés, les maladies antisociales, et qui nous rappellent sans cesse une gratitude immortelle.* (1)

---

(1) Ces objections puériles m'ont été faites.

(1) Ici se rattache d'elle-même une seconde reconnaissance en-

Pourra-t-on désormais méconnaître et contester l'utilité précieuse d'un établissement privé, lorsque, selon l'ordre des choses, ses rênes se trouvent dans les mains de la sagesse et dirigées par un esprit observateur, circonspect et moral. Un tel établissement ne réunit-il pas encore l'avantage de calmer les sollicitudes qu'une sensibilité bien naturelle ferait éprouver à l'homme, qu'une passion peu méditée et téméraire aurait porté à corrompre et à outrager le cœur de la candeur et de l'innocence, en imprimant sur le front d'une famille honnête le sceau de l'opprobre? La même consolation n'adoucit-elle pas l'amertume d'un père et d'une mère, à la suite d'un accident imprévu, ou d'une confiance aveugle et trop libérale envers celle sur laquelle ils fondaient auparavant tout leur espoir, toutes leurs consolations, et qu'aujourd'hui le gage inappréciable qu'elle

---

vers nos administrateurs; ces hommes habiles, sages et humains, ayant à leur tête M. le Maire, s'appliquent sans cesse à seconder les nobles intentions du premier magistrat, en veillant sur toures les institutions. Vouloir entreprendre ici l'éloge de M. de Tournon, Préfet du département de la Gironde, se serait vouloir plier sous un fardeau trop pesant, m'arrêter au milieu de ma course, pâlir, enfin, dans l'idée de faire son apologie. Je ne puis donc dignement louer cet illustre magistrat que par l'aveu de mon insuffisance, et en le signalant à la postérité attentive comme un homme savant et sensible, et un zélé protecteur des sciences et des arts, si favorables à l'accomplissement des destinées futures.

porte dans son sein, en attestant sa faiblesse, l'ont dé-
pouillée de ces nobles sentimens, que font éclore et développent cette admirable chasteté, guide prospère de l'ordre
social. Un tel établissement ne réunit-il pas encore l'avantage de remédier au désordre de l'ame et du corps, en
prenant sur ses charges les soins que nécessite la pénible po-
sition dans laquelle se trouvent la mère et l'enfant ? Enfin,
ne peut-il pas quelquefois prévenir le désespoir, les suicides
et les tentatives sur l'avortement, qui décide le plus souvent,
dans une seule personne, la mort de deux êtres ? Ne peut-il
pas prévenir l'infanticide même ? Rappelons ici les conclu-
sions émanées du sein de la divinité, sanctionnées par la nature, adoptées par la corruption, et convenons qu'une femme
qui se livre à un tel forfait, à une telle barbarie, est un monstre, et le repaire de tous les crimes, qui a été engendré dans
le délire de la nature, qu'on doit se hâter de signaler et de
séparer de cette portion précieuse et fondamentale de la société. Mais où s'égare mon esprit ? Dans quel souvenir affreux
mon ame va-t-elle se plonger ? Pardonnez, sexe pacifique !
sexe consolateur ! vous qui méritez tous nos respects, toutes
nos douces sollicitudes ; mon cœur n'empruntera jamais le
noir crayon de la détraction et de la calomnie pour ternir
vos vertus ! Pardonnez, vous qui faites notre gloire et notre
bonheur ! Je dépose ici, je grave en traits profonds
sur l'airain, que la douceur de vos mœurs est un don de la
divinité, qui fait de vous, sur la terre, une habitante des
cieux...... Pardonnez, sexe bienfaisant, pour lequel

j'adresse des vœux sincères et solennels ! Quelle preuve plus authentique puis-je vous donner de mon désintéressement, qu'en vous recommandant, au nom de l'honneur, qui seul peut vous conduire à la vraie félicité, de vous méfier de la témérité de notre sexe : sachez que c'est un serpent caché sous des feuilles de rose, un frelon caché dans le calice d'une fleur trompeuse, sous de belles apparences, qui n'emprunte que trop un lâche déguisement pour vous séduire, pour vous couvrir de confusion. Arrêtons-nous, n'achevons pas, détournons notre pinceau, détournons nos regards de ce portrait, que notre perfidie rend hideux, et disons que quand nous avons humilié et perdu le plus aimable des deux sexes, nous arborons souvent le fatal panache de l'orgueil.

C'est tout ce que j'avais à dire pour prouver l'utilité d'un tel établissement, et pour prémunir les pères et les mères contre de tels événemens, pour précautionner l'innocence contre les funestes impressions que n'inspire que trop souvent une passion mal entendue ; c'est aussi ce que j'avais à dire pour aller au-devant de la critique des uns et de l'envie des autres. Ce qui me rassure, dans la marche périlleuse que je me trace aujourd'hui, c'est que des personnes recommandables, ainsi que d'anciens praticiens, qui ont honorablement blanchi dans l'art de guérir, sauront apprécier mes réflexions. C'est dans ce dédommagement, bien précieux pour mon cœur et bien encourageant pour mon émulation, *que je me plais à dire :* O multi sunt adhuc sapientes qui alteros prœstant !

Je n'ai plus que deux mots à dire pour terminer un avant-propos, qui serait sans, doute trop long si je n'avais pas eu en vue d'en faire, par ses sages maximes, la première partie de mon ouvrage ; ces mots sont l'expression d'un vœu qui s'effectuera, si les philosophes, ne voyant dans mes ouvrages que des préceptes utiles, que je me suis plu à exposer pour prémunir la jeunesse, l'âge de consistance, et les personnes du sexe contre le désordre des passions, et les conséquences funestes qui en sont les suites, il sera également réalisé, s'ils écartent toute critique sur la correction du style, et s'ils ne voyent que les sentimens d'humanité qui ont dirigé cet ouvrage.

LE TRIOMPHE

DE LA VIE ET DE LA SAGESSE

SUR LA MORT.

TRAITÉ DE LA JEUNESSE.

LIVRE PREMIER.

La brute vit sans savoir comment, et sans penser qu'elle prend son origine du sein de la divinité qui a permis sa naissance, son accroissement, et la perpétuité de son espèce, et sans songer que la mort soit la limite de sa vie. L'esprit humain réfléchit sur le passé, sur le présent, et l'imagination de l'homme s'élance librement dans l'avenir. Les philosophes observent que la nature est constante; qu'elle a des lois éternelles; qu'elle produit des variations successives, dont les progrès, à peine visibles à l'œil observateur, ne s'élèvent que par degrés, et n'en suivent les développemens qu'à des intervalles éloignés. Son esprit fertile en fait encore une prompte analyse, et leur donne, pour ainsi dire, une nouvelle vie, en les vivifiant de toutes les facultés de son existence. De tous les êtres de l'univers, l'homme est celui qui est le plus favorisé du ciel; il a néan-

moins bien des choses qui lui sont communes avec les animaux, entr'autres, les fonctions corporelles, et un grand
nombre de passions qui éprouvent également des modifica-
tions ultérieures, qui semblent être subordonnées à sa manière
d'être et à son organisation. Enfin, l'homme, comme tous
les habitans de l'univers, naît, se développe, arrive à son
état de perfection, décroît et meurt ; mais, chez lui,
l'image du dépérissement frappe son imagination affligée :
quant à son enfance, faisant son entrée dans la nubilité,
nous devons considérer cette époque comme le triomphe
de la vie : tel serait l'habitant d'une caverne profonde,
l'habitant d'un pays marécageux qui viendrait résider dans
les belles contrées d'Arménie ; de même que l'homme de-
meurant dans un lieu profond, ou dans une terre abreuvée
et influencée par un air humide, l'enfant quitte sa mollesse,
sa pâleur, pour se revêtir de ce caractère mâle que la nature accorde à celui qui vit sous le plus beau des climats.
Cette heureuse époque est encore le premier rayon de notre
extravagante et incertaine existence. Nous pouvons dire ici
que si le vigilant coq est l'écho du jour, et si son chant
devance l'aurore, l'enfance, à son second septénaire, est
aussi l'écho de la puberté et la devance, elle est aussi la
messagère et l'avant-courrière de la vie ; il faut dire
aussi que si cette époque célèbre est le printemps de notre
durée, que l'âme alors éprouve de cruelles vicissitudes ;
c'est en un mot, l'âge des illusions ; des artifices, des chi-
mères, des fantômes la trompent sans cesse ; il se développe chez elle des sensations diverses qui ont rarement
des bases solides : la faculté de juger est toujours affaiblie
par les passions ; la raison est donc forcée de céder son
domaine, sa propriété, jusqu'à ce que l'âge viril qui
amène ordinairement un changement, et rectifie ses idées,
la fasse rentrer dans ses droits légitimes. Disons ici que

l'homme, dans l'adolescence, est gouverné despotiquement par l'amour, et que cet enfant malin et cruel, cause les maux les plus terribles, les chagrins les plus cuisans ; c'est lui qui arme la main des mortels, pour s'entregorger, provoque les passions, telles que l'envie, la jalousie et la vengeance; c'est enfin la saison des duels et des suicides ; c'est alors que le désespoir et l'abattement s'emparent de nos sens. Il est constant que l'homme jouirait de facultés immenses, et du tempérament le plus vigoureux, s'il n'était entraîné par les passions qui le jettent bientôt dans le dépérissement. A ce temps heureux, jamais, ou bien rarement, l'image de la mort ne s'offre à son imagination : toujours serein et satisfait, il se croit un être privilégié, et à l'abri des maladies qui nous affligent ; il ne pense jamais que les passions tumultueuses qui l'agitent arrêtent la mar-che uniforme et régulière de la nature, bouleversent les lois de l'économie vivante, et décident des maladies mor-telles. Mais, s'il fallait peindre toutes ces affections, il fau-drait aller frapper chez toutes les infirmités humaines, les interroger tour à tour; elles répondraient : qu'elles recon-naissent pour cause de leur triste métamorphose les déré-glemens de l'amour. C'est donc ce pernicieux enfant de l'île de Cythère, fameuse rivale, en excès et en meurtres, de la Crète et du Péloponèse, qui tient sous son despotisme cruel les passions des humains, qu'on peut, avec justesse, com-parer aux flots horriblement soulevés par les plus violentes tempêtes : c'est encore lui qui ouvre le sein hideux de l'éter-nelle fille du long sommeil et de la nuit, pour y renfermer cette aimable et intéressante jeunesse. O Minerve ! par quel fatal destin ne prêtes-tu pas, en ce jour, une oreille atten-tive à la voix des sages ? Ils te supplient, aujourd'hui, de descendre du haut de l'Olympe, pour venir parmi cette jeunesse égarée, pour remédier à son désordre, comme tu

fis jadis , lorsque « tu t'attachas des ailes plus éclatantes
» que l'or, pour t'élever au-dessus des mers, et descendre
» dans cet état surprenant au palais de la fidèle Pénélope ,
» en prenant la figure du roi des *Taphyens* » (1). Comme
tu fis encore dans l'île délicieuse de Calypso, pour y défendre le jeune prince d'Ithaque , contre les flèches mortifères du fils de *Vénus*.

Pères et mères, qui chérissez vos enfans , qui désirez les
conserver, dont les entrailles sont vivement émues à la
moindre altération des traits qui vous représentent , et qui
vous font revivre dans la postérité mémorative, veillez sans
relâche sur eux, avant même leur entier développement ;
sachez qu'un amour prématuré peut vous les enlever dans
leur printemps. Et vous aussi, qui êtes chargés de l'éducation de ces tendres *pupilles*, qui leur donnez une seconde
vie , en leur donnant une éducation pour les retirer de
cette ignorance mortelle, si méprisée dans les états civilisés,
et que la fortune même rend encore plus ridicule. Vous ,
hommes savans et vertueux, qui avez tant de droits à la
reconnaissance des cœurs bien nés, permettez-moi de vous
faire remarquer, avec cette sévère immutabilité inhérente
à mon sujet, qu'il ne suffit pas toujours de faire parcourir
à la jeunesse , les monts du *Parnasse*, l'aider à en arracher
les ronces, afin de changer pour eux le séjour des neuf
sœurs en jardin d'Arménie, première demeure de notre antique origine, il faut encore veiller à ce qu'elle ne contracte
des inclinations vicieuses; ne souffrez jamais qu'aucune bre-
bis galeuse s'introduise dans votre jeune troupeau; *soyez*
méfians; imitez le célèbre *Lavater ;* lisez dans les traits que

---

(1) Voyez , pour ce seul passage , l'Odyssée d'Homère , liv **1** ,
pag. 9, de l'édition de 1681.

les grâces déploient chez cette tendre jeunesse ; remarquez les altérations, cherchez-en la cause, afin que ceux qui vous ont confié leurs enfans, n'ayent pas à regretter d'avoir préféré l'éducation publique à l'instruction privée.

Les enfans, ainsi que je l'ai déjà dit, peuvent périr par des jouissances isolées avant l'époque de la puberté, et même avant l'émission de l'humeur génératrice. On ne peut expliquer ce déplorable phénomène que par un ébranlement général du genre nerveux, plus ou moins réitéré, et par une distraction des forces vitales occupées de leur développement, lesquelles se roidissent et se fixent, d'une manière vicieuse, sur un organe essentiel à la vie, spécialement sur les poumons, déterminent une toux sèche, l'inflammation, la suppuration et la mort. Enfin, les enfans, arrivés à cette époque révolutionnaire, sont assaillis par l'amour ; il les appelle, les aiguillonne, les anime, les séduit et les entraîne dans des lieux isolés, à l'ombre de la nuit.

Oh combien je me trompe ! combien mon esprit s'égare dans cette attribution ! Mais, non, ce n'est pas l'amour, ce n'est pas celui qui fait le charme de la vie, cette émanation de la divinité qui nous retire du néant ; ce n'est pas lui, dis-je, qui séduit la jeunesse et qui l'entraîne dans l'abîme, mais c'est *Satan*, l'ennemi du genre humain ; c'est cet abominable démon qui a rompu ses chaînes, et qui s'est échappé du fond du noir Tartare, et qui s'attache sans cesse aux pas des humains, comme autrefois la meute nombreuse, animée par la voix de la chaste *Diane*, poursuivait l'indiscret et voluptueux *Actéon*.

Telle serait encore une majestueuse habitation maritime, dirigée par les héros de *Neptune* et de *Mars*,

2

favorisée d'*Éole* , qui poursuivrait avec un juste cour-
roux, et à la voile forcée, un forban Algérien, ou de
toute autre nation barbaresque.

O Malheureuse jeunesse ! évitez le naufrage des passions ;
n'activez pas ce feu qui a une origine divine, qui enveloppe,
qui renferme l'âme des humains, et qui est consacré à l'immortalité de l'espèce. Si vous violentez les forges de la vie ;
si vous dissipez ses esprits vitaux si utiles à l'harmonie de
toutes nos fonctions, frémissez ! que vos cœurs se glacent
d'effroi et d'épouvante, apprenez en ce jour que votre corps
sera bientôt le rendez-vous de mille infirmités, et qu'autant
de chemins divers s'ouvriront devant vos pas pour vous
conduire chez les morts, comme le dit un poëte : *mille ad*
hanc aditus patent (1).

Ainsi s'ouvre le sein de la rose, après avoir été échauffé
par les rayons du soleil, à sa première aurore......... Tout
éclatera, tout sera anéanti chez vous : on peut, ce me semble, comparer le désordre de l'économie vivante à celui de
l'univers , du temps que le superbe et opiniâtre *Phaéton*
voulut remettre dans ses mains inhabiles les rênes du char
de Phœbus. Tout s'embrase, encore un coup, par des ma-
nœuvres iniques et meurtrières ; le cerveau devient le *pars*
recipiens de ces sensations illicites. Les jeunes gens deviennent faibles à la suite d'une tention rigoureuse ; tout le genre
nerveux partage cette altération : bientôt la stupidité les
enchaînent ; ils perdent la mémoire ; ils sont esclaves de la
niaiserie, et tombent en démence. Le doux Sommeil, fils
de l'Érèbe et de la Nuit, ne repose plus sur son lit de duvet ;
le fleuve d'oubli ne coule plus devant son magnifique palais ;

---

(1) Voyez *Sénèque le Tragique* , acte I.

les doux songes ne voltigent plus autour de lui : ce répara-
teur de forces épuisées s'éloigne donc de leurs paupières lan-
guissantes ; les autres sont dans un assoupissement pénible et
continuel, ils sont tristes et indifférens à tout ; ils deviennent
hypocondriaques, la face est pâle et plombée, la vue s'af-
faiblit ; il survient un tintement et une surdité, la voix devient faible et enrouée, l'état nerveux se déclare, la toux
arrive, une chaleur excessive se lie à tous ces symptômes
et se fixe sur les poumons, l'inflammation se manifeste, la
suppuration, la phthisie consomptive et la mort en sont les
suites funestes ; tout le système digestif éprouve des altérations, l'appétit se perd, on devient irrégulier, l'estomac
éprouve de vives douleurs, qui sollicitent des vomissemens
acritiques, connus sous la dénomination de *colera-morbus*,
qui ne cèdent nullement aux remèdes les mieux indiqués.
Les intestins partagent le même désordre, tantôt ils sont
très-irritables, et tourmentés par des diarrhées muqueuses
et sanguinolentes ; d'autrefois, par des constipations opi-
niâtres. Les organes sexuels ne sont pas toujours à l'abri des
maladies, quoique l'impure *Vénus* ne se soit présentée à ces
êtres encore impuissans à l'admirable fécondation, il y en a
qui sont néanmoins atteints des écoulemens qui sont spermatiques, ou déterminés par une faiblesse du *verumonta-*
num, des glandes de *cowper* et de la *prostate*, ce qui décide
une sécrétion abondante ; le premier de ces flux épuise
promptement les forces et appelle la mort ; des douleurs
qui s'étendent dans le bas-ventre, le long des vaisseaux
spermatiques, et qui vont aboutir dans les reins, occasionnent des ardeurs d'urine, quelquefois des évacuations san-
guines ; ils éprouvent une lassitude générale, des douleurs
dans les lombes et dans les grandes articulations, qui simu-
lent assez bien les affections rhumatismales ; elles sont tantôt
fixes et d'autrefois ambulantes ; l'irrégularité et la confusion

des forces vitales, qui marchent sans ordre, les exposent
sans cesse à des maladies nerveuses difficiles à guérir; s'ils
sont atteints d'une maladie humorale, il n'y a plus chez eux
de crises salutaires, de jugemens favorables; envain le médecin judicieux compterait-il sur ces jours décréteurs si
pompeusement sanctionnés par les médecins les plus célèbres de l'antiquité, tous leurs calculs seraient inutiles, tous
les phénomènes sont confondus, plus de coctions, pas une
crise distincte : on peut, ce me semble, comparer cet affreux mélange, cette perturbation universelle, à ce chaos,
à cette confusion de la nature, avant que les mains sacrées
du créateur n'en eussent séparé les élémens; il n'y a donc
plus chez eux ce *nisus criticus* si élégamment statué par le
célèbre *Galien*, ce bien vital de nos jours, qui enchaîne et
qui soumet toutes nos fonctions à ses propres facultés, au
pouvoir de la vie, et qui est si utile pour le ralliement des
forces fugitives, dont la concentration est si propice pour
éliminer la matière sur laquelle s'exerce les actes de la
coction.

Enfin, jeunesse étourdie par le tumulte des passions, je
vais finir le tableau des infirmités occasionnées par vos déréglemens, par deux observations prises dans l'ouvrage des
épidémies du célèbre Hippocrate, qui a si bien appris à tous
les médecins de l'univers à borner leurs espérances, en
leur marquant le terme au-delà duquel tous leurs secours sont impuissans; sachez encore que tous ceux qui
sont dignement admis dans le sanctuaire d'Epidaure, pourraient déposer sur ses autels des offrandes mortelles, de
semblables observations; mais par une déférence respec-
tueuse pour le père de la médecine, et ne pouvant trouver
une autorité plus sacrée dans les fastes de l'art de guérir,
je dois m'étayer d'un crédit aussi puissant; de même qu'un

grand nombre de plantes rampantes languiraient toujours
dans le sol qui les ferait naître, si elles étaient privées
d'arcs-boutans pour les défendre contre le désordre de la
nature.

Si nous lisons enfin avec attention le troisième livre des
épidémies de ce grand législateur, nous verrons dans l'histoire que cet homme immortel nous fait de ses quarante-
deux malades; il nous parle d'abord d'un certain *Nicodéme
d'Aldère*, qui eut une fièvre ardente à la suite des débauches de femmes et de vin. Après avoir lutté vingt-quatre
jours contre les symptômes les plus effrayans, dont je par-
lerai dans mon grand ouvrage, après avoir combattu contre
la mort même, la nature et son art sublime lui décernèrent
la palme de la victoire; mais par la plus cruelle fatalité,
pour l'espèce humaine, tous les médecins ne sont pas
Hippocrate; près de vingt-deux siècles n'ont pu produire
son égal; il semble que le ciel nous ait envoyé ce grand
interprète de la nature pour tout nous dire dans les choses
stables : la nature ne lui fut pas aussi favorable.

Il ne fut pas néanmoins aussi heureux dans son seizième
malade du même livre : « Un jeune homme de Mélibée,
» nous dit-il, échauffé par de fréquentes débauches de
» femmes et de vin, s'alita. Il sentait de l'horreur; il avait
» des nausées; il ne dormait point et n'était point altéré.
» Le premier jour, il rendit beaucoup d'excrémens et d'hu-
» meurs; les jours suivans beaucoup de sérosité. Ses urines
» étaient ténues, modiques et sans couleur; sa respiration
» rare, grande et avec de longs intervalles; ses hypo-
» condres tendus et sans duretés; une palpitation conti-
» nuelle; des urines huileuses. Le dixième, il eut quelques
» absences : il était néanmoins tranquille. Il avait la peau

» sèche et tendue ; ses déjections étaient abondantes, et
» ténues, ou bilieuses et grasses. Le quatorzième, il eut
» redoublement ; son esprit était égaré ; il déraisonna
» beaucoup. Le vingtième, il eut un délire furieux, avec
» une extrême agitation ; ses urines furent supprimées : il
» buvait très-peu. Le vingt-quatrième, il mourut ».

Galien, le plus célèbre des médecins après Hippocrate,
a marché rapidement sur les pas de ce grand homme ;
il a annoncé qu'il n'y a pas une syllabe superflue dans ses
écrits ; mais, dans sa course glorieuse, par le plus fatal des
destins, il fut néanmoins arrêté par la philosophie d'Aristote, qui l'a fait rétrograder de quelques pas, et l'a em-
pêché de siéger à côté de son maître, à côté du législateur
et du prince de la médecine. Galien, dis-je, a commenté la
maladie du jeune grec, du jeune Mélibée, et voici ce qu'il
nous transmet de toutes les circonstances tragiques qui
caractérisèrent son affection :

L'intempérance dans le vin nuit aux nerfs et au cerveau,
qui est leur origine ; la débauche des femmes, outre qu'elle
est nuisible aux mêmes parties, diminue les forces. Ainsi,
beaucoup d'humeurs vicieuses, amassées par l'intempérance, causèrent dans ce jeune homme, affaibli par le
libertinage, une fièvre qui, dans son commencement, dé-
généra en frénésie. La respiration rare et grande annonçait
le dérangement du cerveau, et la taciturnité était déjà
un degré de délire. Les esprits légers et turbulens tombent
aisément dans le délire, et difficilement ceux qui ont des
mœurs opposées. Il ne faudrait pas connaître la nature de
l'homme, il ne faudrait n'être pas entré dans le temple de
Pergame, pour contester ce passage. Tel est enfin ce que
j'avais à dire sur le sort du jeune Mélibée.

Ô vous, aimable et intéressante jeunesse ! vous, l'objet

de mes soins et de mes tendres sollicitudes ; vous , l'objet de mon sincère dévouement, ne perdez pas de vue les sages conseils que je vous donne ; que je sois sans cesse présent à vos actions ; ne m'abandonnez jamais, je vous défendrai contre les tempêtes des passions par des préceptes qui sont émanés de l'organe même où siége la sensibilité ; lui seul a dicté cet ouvrage ; soyez émue, frémissez d'horreur à l'exposé que je me plais à vous soumettre ; ne perdez pas de vue que si vous vous laissez lâchement gouverner par ces infâmes passions, vous perdez la moitié de votre ame, vous flétrissez sa grandeur, vous la réduisez dans un état mortel, vous la jetez dans un affreux esclavage, et enfin, vous la prostituez d'une manière indigne de son immortalité ; elle ne pourrait, dans cet état de souillure, se réfugier dans le sein de l'Eternel, qui a été sa première origine. Que vos égaremens, jeunesse étourdie, n'aillent pas déranger le cours du destin, qui commande aux Parques de vous filer des jours heureux, ils forceraient alors la trop cruelle *Atropos* de couper, dans un temps prématuré, ce lien sacré qui unit l'ame avec le corps. Telles sont les exhortations que le plus sacré des devoirs m'impose à votre égard, afin que vous n'abusiez pas des facultés immenses et précieuses, que vous tenez du ciel et de la nature.

Apprenez encore qu'il ne vous appartient point de commettre de pareilles profanations, et que si vous ne faisiez des efforts pour vous couvrir de l'égide de la sagesse et repousser ces flèches mortifères, vous ne seriez pas au-dessus de ces grands coupables, qui troublent sans cesse l'ordre social en ajoutant iniquités sur iniquités, et qui payent tôt ou tard l'énormité de leur crime.

Mais où s'égare mon esprit ! Serais-je dans l'erreur? Pardonnez, heureuse jeunesse! vous n'avez pas besoin d'aussi sévères leçons; je vous vois émue; je vois des larmes fertiles se répandre sur ce teint animé, sur lequel s'exerce le charme de la vie; je suis ému moi-même, mes sensations se confondent avec les vôtres. Vous écouterez désormais votre Mentor; oui, ce titre glorieux est ma propriété, que d'autres peuvent partager, mais qu'aucun pouvoir ne peut me ravir, puisqu'il est sanctionné par le législateur suprême, par ce roi de la nature, qui commande aux têtes les plus célèbres de rentrer sous son empire.

Quelque soit le temps et les lieux où la mort vienne m'enlever, oui, elle pourra, sans doute, faire planer sur ma tête ses ombres sinistres, exercer sur moi son pouvoir fatal; mais elle ne m'enlevera jamais la gloire d'avoir voulu vous être utile: en jetant mes tristes regards sur l'avenir, mon dessein fut de prévenir cette époque orageuse et trop célèbre en naufrages.

Fin du Traité de la Jeunesse.

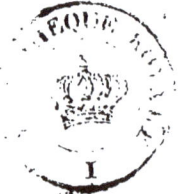

Le livre second traitera de l'âge viril et paraîtra sous peu.

Le troisième sera intitulé: *le Mentor des femmes.* Cet ouvrage paraîtra au mois de Septembre.

LE TRIOMPHE

DE

LA VIE ET DE LA SAGESSE

SUR LA MORT.

LIVRE SECOND.

TRAITÉ DE L'AGE VIRIL.

1

J'ai déposé à la Bibliothèque Royale les exemplaires voulus par la loi, et je place la présente édition sous sa protection et la probité des citoyens. Les lois équitables, par leurs principes, leurs motifs et leur but, m'en garantissent la propriété exclusive. Pour que l'on ne les ignore pas je les rapporte. Je déclare formellement que je poursuivrai, devant les tribunaux compétans, tous les contrefacteurs ou débiteurs d'éditions contrefaites, et je promets même à celui qui me les fera connaître ou les fera saisir la moitié du dédommagement que la loi accorde (1) ; j'avertis en outre , que les exemplaires qui ne seront pas revêtus de ma signature seront désavoués.

Signature de l'Auteur.

EXTRAIT du décret du 19 Juillet 1793, concernant les contrefacteurs et débiteurs d'éditions contrefaites.

Art. III. Les officiers de paix, juges-de-paix, ou commissaires de police, seront tenus de faire confisquer, à la réquisition et au profit des auteurs, compositeurs, peintres et dessinateurs, et autres , leurs héritiers ou cessionnaires, tous les exemplaires des éditions imprimées ou gravées sans la permission formelle ou par écrit des auteurs.

Art. IV. Tout contrefacteur sera tenu de payer, au véritable propriétaire, une somme équivalente au prix de trois mille exemplaires de l'édition originale.

Art. V. Tout débitant d'édition contrefaite, s'il n'est pas reconnu contrefacteur, sera tenu de payer, au véritable propriétaire, une somme équivalente de cinq cents exemplaires de l'édition originale.

(1) Ceux qui découvriront quelques contrefacteurs ou débiteurs hors de ce département, pourront écrire en toute sûreté à Bordeaux, et franc de port, place des Capucins , N°. 21, lieu où réside l'auteur.

LE TRIOMPHE

DE LA VIE ET DE LA SAGESSE

SUR LA MORT,

O U

LE CORRECTEUR

DE LA SENSUALITÉ DÉRÉGLÉE QUI CONDUIT L'HOMME AU
TOMBEAU ;

OUVRAGE moral , très-utile aux pères et aux mères de famille , aux maîtres et maîtresses de pension , et surtout
aux jeunes gens ;

PAR ETIENNE GARDE,

Médecin et Accoucheur à Bordeaux ; ci-devant Pharmacien à
l'hôpital militaire d'Orléans ; Démonstrateur d'anatomie et
Chirurgien-Major de la Marine ; Docteur en médecine de l'U-
niversité de Montpellier, reçu avant la dernière organisation ;
Membre de la Société médicale séant à l'Ecole de médecine
de Montpellier, et de l'Académie des sciences et des arts du
département du Lot , séant à Montauban, et de la ci-devant
Société médicale de Bordeaux ; Ex-Médecin clinique de l'hos-
pice St.-Eloi de Montpellier , et de la onzième Division militaire ; Professeur de séméïotique et de médecine-théorique
et pratique.

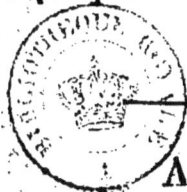

A BORDEAUX,

Chez LAWALLE jeune , Imprimeur-Libraire , allées de
Tourny , N°. 20.

1818.

AVIS DE L'AUTEUR.

———

Quoique l'explosion de ma voix se fasse èntendre dans mes écrits, et qu'une saine et judicieuse morale la dirige vers le désordre de la vie afin d'éviter les conséquences funestes qui en sont les suites, l'auteur croit devoir annoncer, sans porter la moindre atteinte aux sages maximes exposées dans ses ouvrages : 1°. Qu'il descend en ligne directe d'une famille qui, depuis plus d'un siècle, a eu la meilleure réputation dans l'art des accouchemens et dans une stricte discrétion ; 2°. Qu'il perfectionne, en ce jour, l'établissement de ses ancêtres, pour y recevoir des pensionnaires pour y faire leurs couches, en prenant sur ses charges tous les soins que nécessite leurs positions ; 3°. Que le local de son établissement est grand, vaste et situé dans le lieu le plus salubre de la ville.

Il tient également un bureau pour les nourrices, qu'il scrute exactement, pour la sécurité de ceux qui désirent faire nourrir leurs enfans.

Les *nourrices* et les réclamans s'enregistrent chez l'Auteur, tout le cours de la journée.

Enfin, l'Auteur, voulant marcher sur les mêmes voies que se sont tracées diverses sociétés de bienfaisance, qui donnent des avis sanitaires aux malheureux qui réclament le secours de l'art, donne avis qu'il continue de partager leurs glorieux travaux, en donnant tous les jours des consultations gratuites, depuis six heures du matin jusqu'à huit heures et demie en été ; et en hiver, depuis sept heures jusqu'à neuf heures et demie.

Il demeure place des Capucins, ɴ'. 21, à Bordeaux.

L'entrepôt général de ses ouvrages est chez lui. Les autres entrepôts sont chez

AVANT-PROPOS.

Je pressens d'avance le reproche que quelques personnes austères me feront, d'avoir cédé à l'instigation d'un style figuré et trop ampoulé ; je les prie d'être bien persuadées que je ne me suis jamais livré à une orgueilleuse contemplation de ma personne, et que mon but n'a pas été celui de satisfaire un amour-propre mal entendu : Ex omnibus vitiis, nullum est majus superbiâ. *Ce qui me rassure dans ces circonstances, c'est que si on réfléchit un instant, on s'apercevra aisément que c'est pour l'âge de l'adolescence et pour l'âge viril que ces deux ouvrages ont été composés : tout le monde sait qu'à ces deux époques de notre existence, on ne se sépare pas sitôt de la folâtre Thalie.*

On conviendra également qu'il n'est pas toujours hors de propos, à un auteur, de se modeler et de suivre l'imagination mobile de la jeunesse pour l'intéresser. On est donc forcé d'avouer que les intermissions et les métaphores, semées çà et là dans mon ouvrage, frappent d'autant plus, par leurs traits mythologiques, l'imagination de la jeunesse, qu'on les attache toujours à leur première éducation, comme des moyens propres à les instruire sur le paganisme, aveuglément révéré de nos premiers pères, et à leur faci-

liter l'intelligence des auteurs les plus célèbres. C'est donc
après avoir bien médité, que j'ai prévu que la sécheresse des
choses qu'inspire l'inquiet et sévère Esculape était défavorable à l'adolescence, comme le serait un breuvage amer
qu'on présenterait à la tendre enfance sans avoir eu la précaution d'enduire de miel le bord de la coupe; en outre,
étant moi-même livré à des idées scientifiques que nécessite
la pratique de la médecine, j'ai cru, par fois, détendre
mon arc pour lui donner plus de force, en un mot, pour
me délasser afin d'exercer ensuite mon esprit sur des
préceptes utiles ; enfin, d'autres personnes, inattentives ou
excitées par l'esprit du désordre, pourraient m'objecter
encore que les préceptes moraux insérés dans mes deux
opuscules, ne peuvent se concilier avec mon annonce de
l'établissement des femmes enceintes (1). J'observe ici que
ces mauvais sarcasmes se dirigent vers tous les gouvernemens civilisés ; tout le monde sait que depuis que les lumières philosophiques et les sentimens d'humanité les ont
retirés du sein de l'ignorance et de la barbarie dans laquelle la superstition les avaient plongés, qu'ils se sont
appliqués, depuis lors, à former des établissemens pour les
femmes enceintes, les enfans abandonnés, les maladies anti
sociales, et qui nous rappellent sans cesse une gratitude
immortelle. (2)

---

(1) Ces objections puériles m'ont été faites.

(2) Ici se rattache d'elle-même une seconde reconnaissance ex-

Pourra-t-on désormais méconnaître et contester l'utilité précieuse d'un établissement privé, lorsque, selon l'ordre des choses, ses rênes se trouvent dans les mains de la sagesse et dirigées par un esprit observateur, circonspect et moral. Un tel établissement ne réunit-il pas encore l'avantage de calmer les sollicitudes qu'une sensibilité bien naturelle ferait éprouver à l'homme, qu'une passion peu méditée et téméraire aurait porté à corrompre et à outrager le cœur de la candeur et de l'innocence, en imprimant sur le front d'une famille honnête le sceau de l'opprobre? La même consolation n'adoucit-elle pas l'amertume d'un père et d'une mère, à la suite d'un accident imprévu, ou d'une confiance aveugle et trop libérale envers celle sur laquelle ils fondaient auparavant tout leur espoir, toutes leurs consolations, et qu'aujourd'hui le gage inappréciable qu'elle

---

vers nos administrateurs; ces hommes habiles, sages et humains, ayant à leur tête M. le Maire, s'appliquent sans cesse à seconder les nobles intentions du premier magistrat, en veillant sur toutes les institutions. Vouloir entreprendre ici l'éloge de M. de Tournon, Préfet du département de la Gironde, se serait vouloir plier sous un fardeau trop pesant, m'arrêter au milieu de ma course, pâlir, enfin, dans l'idée de faire son apologie. Je ne puis donc dignement louer cet illustre magistrat que par l'aveu de mon insuffisance, et en le signalant à la postérité attentive comme un homme savant et sensible, et un zélé protecteur des sciences et des arts, si favorables à l'accomplissement des destinées futures.

porte dans son sein, en attestant sa faiblesse, l'ont dé-
pouillée de ces nobles sentimens, que font éclore et développent cette admirable chasteté, guide prospère de l'ordre
social. Un tel établissement ne réunit-il pas encore l'avantage de remédier au désordre de l'ame et du corps, en
prenant sur ses charges les soins que nécessite la pénible po-
sition dans laquelle se trouvent la mère et l'enfant? Enfin,
ne peut-il pas quelquefois prévenir le désespoir, les suicides
et les tentatives sur l'avortement, qui décide le plus souvent,
dans une seule personne, la mort de deux êtres? Ne peut-il
pas prévenir l'infanticide même? Rappelons ici les conclu-
sions émanées du sein de la divinité, sanctionnées par la nature, adoptées par la corruption, et convenons qu'une femme
qui se livre à un tel forfait, à une telle barbarie, est un monstre, et le repaire de tous les crimes, qui a été engendré dans
le délire de la nature, qu'on doit se hâter de signaler et de
séparer de cette portion précieuse et fondamentale de la société. Mais où s'égare mon esprit? Dans quel souvenir affreux
mon ame va-t-elle se plonger? Pardonnez, sexe pacifique!
sexe consolateur! vous qui méritez tous nos respects, toutes
nos douces sollicitudes; mon cœur n'empruntera jamais le
noir crayon de la détraction et de la calomnie pour ternir
vos vertus! Pardonnez, vous qui faites notre gloire et notre
bonheur! Je dépose ici, je grave en traits profonds
sur l'airain, que la douceur de vos mœurs est un don de la
divinité, qui fait de vous, sur la terre, une habitante des
cieux...... Pardonnez, sexe bienfaisant, pour lequel

j'adresse des vœux sincères et solennels ! Quelle preuve
plus authentique puis-je vous donner de mon désintéressement, qu'en vous recommandant, au nom de l'honneur,
qui seul peut vous conduire à la vraie félicité, de vous
méfier de la témérité de notre sexe : sachez que c'est un
serpent caché sous des feuilles de rose, un frelon caché
dans le calice d'une fleur trompeuse, sous de belles apparences, qui n'emprunte que trop un lâche déguisement pour
vous séduire, pour vous couvrir de confusion. Arrêtons-
nous, n'achevons pas, détournons notre pinceau, détournons nos regards de ce portrait, que notre perfidie rend
hideux, et disons que quand nous avons humilié et perdu
le plus aimable des deux sexes, nous arborons souvent le
fatal panache de l'orgueil.

C'est tout ce que j'avais à dire pour prouver l'utilité d'un
tel établissement, et pour prémunir les pères et les mères
contre de tels événemens, pour précautionner l'innocence
contre les funestes impressions que n'inspire que trop souvent
une passion mal entendue ; c'est aussi ce que j'avais à dire
pour aller au-devant de la critique des uns et de l'envie des
autres. Ce qui me rassure, dans la marche périlleuse que
je me trace aujourd'hui, c'est que des personnes recommandables, ainsi que d'anciens praticiens, qui ont honorablement blanchi dans l'art de guérir, sauront apprécier mes
réflexions. C'est dans ce dédommagement, bien précieux
pour mon cœur et bien encourageant pour mon émulation,

que je me plais à dire : O multi sunt adhuc sapientes qui alteros prœstant !

Je n'ai plus que deux mots à dire pour terminer un avant-propos, qui serait sans doute trop long si je n'avais pas eu en vue d'en faire, par ses sages maximes, la première partie de mon ouvrage ; ces mots sont l'expression d'un vœu qui s'effectuera, si les philosophes, ne voyant dans mes ouvrages que des préceptes utiles, que je me suis plu à exposer pour prémunir la jeunesse, l'âge de consistance, et les personnes du sexe contre le désordre des passions, et les conséquences funestes qui en sont les suites, il sera également réalisé, s'ils écartent toute critique sur la correction du style, et s'ils ne voyent que les sentimens d'humanité qui ont dirigé cet ouvrage.

LE TRIOMPHE

DE LA VIE ET DE LA SAGESSE

SUR LA MORT.

TRAITÉ DE L'AGE VIRIL.

LIVRE SECOND.

L'AGE viril est cette époque de la vie qui est le terme de la jeunesse, où les organes n'acquièrent plus de développement et ne font que se perfectionner. C'est à cette époque, encore célèbre, que la nature s'occupe entièrement à rectifier les facultés intellectuelles. L'état de l'âge viril est limité par le dernier période de la jeunesse, et par le premier degré de l'âge déclinatoire.

Nous avons vu que l'homme, dans l'âge de la nubilité, était sous la tyrannie de l'amour, qui l'opprime sans cesse, et le soumet à sa barbare domination ; mais à l'âge viril, l'homme éprouve un changement incontestable, qui peut-être est amené à raison que ses luxurieuses jouissances, ses jouissances fréquentes ont ralenti son feu, émoussé son aiguillon ; soit encore que la voix de la sagesse se fasse mieux entendre, ou encore que la raison lui ait démontré l'éminence du danger qu'une passion aussi brûlante peut lui occasionner. Ce qu'il y a de bien certain, c'est que l'homme, à l'âge viril, n'est plus le même : son ame se trouve alors sous une double domination, sous une double puissance ; elle a alors deux maîtres qui la gouvernent : l'ambition descend dans l'arène et veut combattre l'amour ; elle veut avoir une place dans la vie humaine. Les hostilités à peine commencent, que l'enfant égaré du sein de l'Eternel l'admet dans ses combinaisons, comme étant propre à le seconder, non sans compas et sans mesure, non sans réfléchir, comme dans l'âge de l'adolescence, mais avec une certaine circonspection que lui dictent quelques traits de prudence, qui sont d'autant moins fugitifs, qu'ils se rapprochent le plus de l'âge de consistance. A cette époque de la vie, l'homme est entièrement dépouillé de cette confusion, de cette timidité, qui caractérisent presque toujours le premier temps de la jeunesse. C'est alors qu'il est bien plus redoutable aux pères et aux mères qui ont des filles nubiles : rien ne l'émeut, rien ne l'arrête ; sans respect pour les mœurs, il séduit de préférence l'innocence, outrage les têtes que l'hiver de l'âge ont blanchies. C'est ainsi qu'en séduisant celles dont le terme de l'accroissement fait naître d'heureuses pensées, en préparant les liens sacrés du mariage, qui font le bonheur de leurs dernières années, il leur enlève par là tout leur espoir, toute leur félicité, et il les conduit ainsi, le cœur flétri par l'amertume, dans le sein du tombeau : il brise le lien de l'amitié, qu'il abuse sans cesse, par ses perfides discours. Est-il contrarié, il oppose des promesses pompeuses, et s'il le faut, il étale aussitôt ce métal si recherché de l'aveugle *Plutus*.

A cette époque de la vie, la démarche de l'homme est

grave et imposante, sa tête est altière, et ses regards lascifs se promènent de tout côté, semblant imiter ce superbe *Sultan* qui ne sait à qui il donnera la préférence. L'homme alors se livre à de nouvelles recherches, il choisit des objets nouveaux, il combine ses jouissances, il raffine ses goûts, et enfin, il cherche autant à plaire aux complices de sa passion qu'à se satisfaire lui-même. A cette époque de la vie, l'homme est bien plus à craindre pour la vertu, puisqu'il possède, à un degré supérieur à la jeunesse, l'art de plaire et de séduire : il est tour-à-tour complaisant, affable, prévenant, adroit à saisir la moindre occasion. C'est à l'aide de toutes ces qualités qu'il recherche, avec l'enfant de l'île de Cythère et du mont d'Idalie, les victimes qu'il veut immoler à sa passion déréglée ; il craint davantage les disgrâces de l'épouse de Vulcain, soit qu'il en ait reçu quelques fâcheuses leçons, soit encore qu'il cherche à mieux savourer ses sensations, en laissant un plus long intervalle d'une copulation à l'autre.

C'est à cet âge de consistance et de perfection que quand l'enfant de Vénus commande à l'ambition et veut la détourner de ses vastes projets, il est souvent peu écouté ; l'homme alors se détourne et le laisse dans l'attente : l'enfant persiste, ne peut supporter ses rigueurs, tend son *arc*, décoche ses flèches, qui s'arrêtent au milieu de leur course ; alors, plein de dépit, il se retire, comme le doux Zéphire du magnifique palais de l'Aurore, et va se réfugier dans le sein de sa mère, qui à son tour lui tend les bras, le console, en lui assurant un prompt retour et une nouvelle flamme. De nouvelles idées se développent chez l'homme ; alors il ambitionne la fortune, recherche la considération, soit au champ de Mars, soit dans l'atelier des Muses.

Hommes sages et estimables sous tous les rapports, ce

n'est pas pour vous que j'écris! c'est pour ces êtres oisifs et
déréglés, qui allument sans cesse le flambeau de la dis-
corde chez des familles honnêtes, pour qui l'embarras des
richesses n'a d'autre but que de se procurer de nouvelles
jouissances, et qui, aux dépens de l'honneur et du cri de
leur conscience, qu'ils étouffent d'abord, outragent sans
cesse les conventions morales et civiles. C'est enfin pour
ceux qui au lieu de suivre cette douce inclination de la
nature et d'obéir à ses lois productives, qui entrent dans
les vues du créateur, n'ont en vue que les déréglemens,
qui s'y livrent sans cesse, et qui foulent aux pieds la plus
antique et la plus sainte des institutions, méconnaissent la
voix de la nature, sont sourds aux cris et aux gémissemens
de leur famille, dédaignent leurs femmes légitimes, destinées à faire le charme de leur vie; c'est donc à ces
hommes blasés par les excès de l'amour que je m'adresse.

O vous qui êtes unis par les liens conjugaux, que vous
méconnaissez! O vous aussi, qui vivez dans un désordre
social, qui ne vous êtes jamais assis sur les bancs d'Epicure
et qui n'avez jamais gouté le vrai bonheur! écoutez la voix
de votre Mécène et le protecteur de vos jours, qui cherche
à contenir et à modérer vos passions déréglées, qui rétablit
aujourd'hui cet heureux équilibre, cette précieuse harmonie, entre la sagesse et vos déréglemens; sachez que
mon ouvrage est consacré au bonheur des générations pré-
sentes et futures. Il sera donc d'une utilité précieuse à celle
à qui vous êtes unis, à l'heureuse propagation de l'espèce
humaine, et enfin à votre félicité, puisque votre vie n'est
pas isolée; vous la multipliez cette vie, par un décret
irrévocable du ciel et de la nature, que vous outragez
sans cesse en abusant des facultés qui vous ont été données
pour des vues sacrées. O funestes horreurs! ô abus inhumains!

qui traînez et plongez cruellement dans un gouffre de
misères humaines la génération de l'espèce. Ici pourquoi
temporiser? Pourquoi ne céderais-je pas dans ce jour à la
sensibilité de mon ame? Pourquoi, en ma qualité supé-
rieure de ministre d'un culte de tous les temps révéré,
n'éleverais-je pas ma voix, ne la ferais-je pas entendre,
comme ces graves et imposantes machines de bronze qui
jettent l'effroi et l'épouvante et qui vomissent la mort?
Pourquoi ne serais-je pas le Mécène de la raison, le zélé
protecteur et le pilier qu'on doit opposer à la fragilité de
l'espèce humaine? Pourquoi n'animerais-je pas le serpent
d'airain que Moïse fit élever dans le désert pour guérir les
maux de l'ancien peuple hébreux? Pourquoi n'indiquerais-
je pas les moyens d'éviter les écueils des passions qui dé-
gradent la majesté de l'homme et qui le conduisent dans le
sein du tombeau? Opposons le savoir de notre art à ces
passions humiliantes, qui font son opprobre; retirons-le
des bras de l'ignorance et du fond de l'abime qui va l'en-
gloutir, pour le conduire sur une mer calme et lisse, do-
minée par un doux zéphyre et protégée par la voûte se-
reine, qui promet toujours la sûreté d'un port qui doit
nous servir de réfuge. Mon but principal a d'abord été de
donner au plus aimable des deux sexes une production
purement médicale, intitulée : *le Mentor des femmes*.
Les égards, la circonspection, et un sentiment bien naturel
à un cœur bien né, semblent en quelque sorte faire revivre
dans cet ouvrage les doux accens d'Euterpe et les sages
conseils d'Uranie. Mon manuscrit était déjà très-avancé,
quand tout à coup j'ai été surpris et interrompu par la
grave Melpomène, qui m'a fait vivement pressentir l'irrévocable pouvoir de l'implacable fille de l'éternel sommeil
sur le désordre de la vie. Emu à son aspect et saisi d'effroi,
j'ai abandonné ma plume, j'ai délaissé mon sujet. D'une

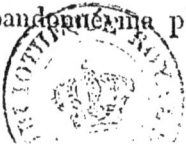

2

autre part, la voix des déréglemens de ceux de mon sexe tonne
autour de moi, l'écho se fait entendre dans les cavités de
mon cœur, et ces réflexions sonores s'adressent à ma conscience ; ces hommes égarés se présentent d'eux-mêmes sous
mon pinceau, uniquement occupé de mon sujet : ils me
prient, ils me sollicitent de suspendre mon *Mentor* ; ils
me demandent les moyens d'éviter le naufrage : je céde à
leurs instances, d'autant plus volontiers, que le sujet de mon
ouvrage les enveloppe : ils me font monter sur le trepied où
je dois m'asseoir pour prononcer des vérités incontestables.

O vous, qui êtes nés sous la planète de Vénus, qui méconnaissez la vertu de la belle Lucrèce, la douleur
d'Arthémise, la touchante épouse de Mausole ; qui méconnaissez aussi l'alliance de Minerve avec l'Amour, la
tendresse de l'infortuné Orphée pour sa chère Euridice ;
vous, hommes obscènes et sordides, qui présidez sans cesse
aux honteuses débauches de Phalus, cessez de brûler de
l'encens sur les autels de l'impureté, vous rencontrerez
l'amour, que vous méconnaissez, vous ferez alliance avec
lui : il vous conduira tantôt dans l'assemblée des *Epi-
curiens*, où préside le bon goût et la vertu, d'autrefois
dans les bras de vos tendres épouses. Elles seront alors
pour vous une seconde Hébé ; comme elle, parées des
attraits de la jeunesse et de la modestie, elles vous feront
goûter la félicité la plus parfaite, en vous montrant ces
gages précieux de votre hymen. Vous éviterez des maladies
honteuses, occasionnées par le désordre de vos passions ;
mais elles sont si nombreuses et à la fois si difformes, que
si je les traçais, les grâces et la pitié seraient aux abois et
suspendraient leurs libérales faveurs ; Apollon, troublé et
saisi d'effroi, abandonnerait sa lyre et dédaignerait mon
tableau ; Esculape lui-même, plus déconcerté que les dieux.

vie le furent aux noces de Thétis et de Pélée, perdrait tout
espoir de guérir ces maladies ; d'un air agité et douloureux
il fermerait sur lui les portes de son temple, et graverait en
traits profonds, sur ses tables de marbre, l'incurabilité de
ces sinistres affections, dans les vues de rappeler à la postérité les dangers qu'entraîne le désordre de la vie. Je me
borne à vous dire que ces innombrables maladies, filles de
l'impureté, terniraient votre éclat, et couvriraient d'une
ignominie la plus injuste vos femmes et vos enfans. Sachez
encore, hommes insensés, que le tempérament, que les
forces de la nature ne peuvent pas se prêter à vos désirs
déréglés avec autant de facilité que le caméléon, dans ses
mouvemens, varie ses couleurs : cette reproduction, cette
substance génératrice, cette faculté vitale est l'ouvrage du
temps et non celui de l'homme. Si on veut forcer la nature
et interrompre sa marche ordinaire, on ne pourra le faire
sans se procurer les maux les plus dangereux, comme on
peut le voir dans mon traité de la jeunesse, dans lequel j'ai
rapporté la maladie de Nicodême d'Abdère et du jeune
Mélibée : *Natura non amat saltus*, a dit l'interprète de la
nature (1).

Que les époux tendrement unis attendent donc le signal
pour que l'hymen fertilise ces gages inappréciables, qui
leur rappellent sans cesse le doux souvenir de leurs tendres
jouissances. C'est donc de vous que dépend le plus souvent
l'heureuse ou la malheureuse existence de ceux qui émeuvent
vos sentimens paternels, de ceux qui à chaque instant atta-
chés à votre hymen, vous font payer les droits que vous
devez à la nature, à cette mère universelle, qui assujétit
tous les êtres animés à une vive sensibilité, à une vive ten-

_____

(1) Hippocrate.

dresse. Evitez, ô époux! que ceux qui vous devront le
jour vous reprochent leur débile existence, ainsi que
les infirmités attachées à leur être; qu'ils ne soient pas
rangés dans la classe des malheureux qui portent avec eux
ces misères humaines, jadis échappées de la boîte de
Pandore; ce sont eux dont entend parler cet Apollon,
cet Hippocrate romain (1), quand il dit : « Il y a bien
» des gens qui apportent une si mauvaise constitution en
» naissant, qu'Esculape lui-même ne réussirait pas à leur
» faire atteindre l'âge de soixante ans ». Ne perdez pas
encore de vue, par rapport à vous même, que l'épuisement du corps est intimement lié avec la faiblesse de
l'ame, et que cette décadence est toujours produite par les
excès dans les plaisirs de Vénus. Ces déréglemens déterminent des maladies difficiles à guérir, à cause qu'on ne
fait malheureusement attention à ces jouissances effrénées
que quand le mal est à son comble, que quand il a miné les
facultés morales et physiques. Ici la voix de Venette se fait
entendre; écoutez et recueillez ses mémorables paroles :
« Ah! que le mal que produit l'amour est trompeur,
» jusqu'au moment où il est le plus redoutable! ».

Mais non, ce n'est pas l'amour qui anime ces hommes
déréglés : ils exagèrent quand ils se disent semblables, par
leur vigueur, au héros qui excita si long-temps la jalousie
de l'implacable Junon, fut l'amant de la reine de Lydie,
fit communiquer, en ouvrant le détroit de Gibraltar,
l'Océan à la Méditerranée, et, avant ces illustres travaux,
étrangla, dans une des cavernes de la forêt de Némée, cet
épouvantable lion; mais non, ce n'est pas l'amour qui les
anime, ce n'est pas le tempérament qui les excite si sou-

---

(1) Galien.

vent; mais bien le sot orgueil et la ridicule présomption de croire qu'ils plaisent aux femmes lubriques. Hommes imprudens ! rougissez de vos erreurs : jetez un coup-d'œil autour de vous ; considérez le plus grand nombre des animaux, vous n'observerez jamais de tels excès parmi eux. Écoutez encore la voix d'un sage : Homme, ne cherches plus l'auteur du mal, c'est toi-même, il n'en existe pas d'autre que toi, tous les maux viennent de toi. Otez nos funestes erreurs, nos vues ; ôtez l'ouvrage de l'homme, et tout est bien : ainsi s'exprime le citoyen de Genève. Ne perdez pas encore de vue que la stérilité provient généralement des actes trop souvent réitérés, et que la modération est sans contredit un des meilleurs moyens pour donner cette force, cette activité protectrice de l'ame et du corps. Je ne prétends pas ici m'ériger en homme d'une sévérité extraordinaire, en cherchant de rétablir les institutions des disciplines usitées dans nos anciens monastères ; je me plais au contraire à rappeler cette mémorable sentence : Croissez, multipliez et peuplez la terre. Je sais encore qu'il ne dépend pas de nous d'avoir des passions et de régner impérieusement sur elles, et que la morale la mieux dirigée et les préceptes les plus sagement exposés ne peuvent rien changer, et qu'elles sont pour l'ordinaire des rochers immobiles contre lesquels les vagues mugissantes et irritées viennent briser leur fureur ; je sais, encore un coup, que tous les êtres vivans doivent s'acquitter des engagemens sacrés qu'ils ont contractés envers la nature ; mais les hommes raisonnables le feront avec d'autant plus de facilité, qu'ils suivront ses beaux desseins : ils seront assurés alors de donner le jour à des êtres qui prendront leur place en perpétuant leur existence, et concourront, comme eux, à l'immortalité de l'espèce ; mais il existe un terme moyen, un juste milieu, il nous faut des verroux, comme s'exprime le célèbre Montesquieu dans son *Esprit des Lois*.

Vous qui êtes stériles, ou qui ne fécondez que des enfans débiles ou infirmes, écoutez encore ce que nous rapporte Lignan : Un homme de distinction, nous dit-il, ne pouvant devenir père, résolut d'entreprendre un long voyage ; de retour dans ses foyers, il eut tout lieu de croire qu'il deviendrait bientôt père de deux enfans. Nous concluons de ce fait que la modération et les voyages ne méritent pas d'être oubliés pour l'heureuse propagation de l'espèce humaine, et le traitement que l'on ferait subir à des personnes stériles.

Enfin, époux égarés, aujourd'hui vous seriez, sans doute, échappés des naufrages de vos passions déréglées, si mes vœux étaient exaucés, comme le furent jadis ceux du belliqueux David, lorsque sa main heureuse terrassa l'épouvantable Goliath. Je vous ferais également éviter les dangers qu'occasionnent vos désordres, si j'étais l'heureux héritier de cette sublime éloquence, qu'accorda le ciel à celui qui éleva sa voix dans le sénat romain, et qui, par une semblable force de l'organe de Démosthène, foudroya le séditieux Catilina, et sauva Rome des horreurs de l'anarchie. Mais Cicéron n'est plus, Caron lui a fait passer les fleuves qui conduisent chez les ombres : tous mes vœux sont ici superflus....

Quelque soit ma faiblesse, et en dépit des Muses, si dédaignées par le sombre et rigide Esculape, qui n'a jamais pu se décider d'orner son front des guirlandes de Flore, je vais, dis-je, vous tracer des traits que j'ai copiés sur ses autels, dont les premiers modèles furent apportés du haut

des cieux par l'auguste vérité ; c'est elle-même qui a dirigé
mon burin pour vous graver une époque la plus célèbre à
l'intérêt de la progéniture, en vous indiquant les temps où
vous devez vous livrer aux douces inclinations que vous
inspire l'amour, et ce temps, protecteur de vos jours, où
vous devez vous en abstenir. D'abord, que le bon goût, la
délicatesse et l'intérêt de vos générations vous éloignent du
temps de la menstruation et de celui qui le précéde. Si
vous voulez que votre mariage fructifie, choisissez l'époque
qui suit immédiatement celui de l'écoulement : la raison
que je déduis de cette conséquence est que dans ce cas
d'affluence des humeurs, particulièrement du sang, qui
s'opère sur l'organe générateur, empêche l'œuvre de la génération, au contraire, elle réussit mieux après cette éva-
cuation, attendu que le fœtus peut se fortifier assez pour
opposer une résistance considérable à la révolution pério-
dique qui se fait dans l'intervale d'un mois. Vous ne devez
non plus vous livrer aux plaisirs charnels avant de passer
dans les bras de Morphée, sur le large front duquel on lit
cette maxime :

« Lorsque l'homme accablé sent de son faible corps
» Les organes vaincus, sans force et sans ressorts,
» Vient, par un calme heureux, secourir la nature,
» Et lui porter l'oubli des peines qu'il endure ».

(C'est le sommeil).

Dans ce cas, les plaisirs de l'amour troublent toutes nos
fonctions, dérangent le cours de la nature. Lory considère
avec raison les effets de la copulation comme de petites
épilepsies ; ils devront vous rendre le sommeil moins par-
fait, moins propre à réparer les forces épuisées par la
durée du jour. Vous éviterez les plaisirs de la sensualité
après des rêves effrayans : ici je m'arrête, pour considérer

un instant ce principe moteur, ce principe indéfini, qui
constitue l'homme, sans le moyen duquel il rentrerait
aussi'ôt dans le néant ; je suspends mon sujet, ou, pour
mieux m'expliquer, je le lie à des idées métaphysiques,
sans nullement m'écarter sur la proposition que je me suis
imposée. Je laisse donc les métaphores mythologiques et
les traits d'histoire, dont je me suis servi pour plaire (en
l'instruisant) au second et au premier temps du troisième
âge de la vie ; je vais actuellement à la rencontre de ces
hommes austères et savans, pour les prier de juger moins
sévèrement les frivolités que la jeunesse de l'homme m'a
forcé de lier à mon *Triomphe de la vie* ; je leur annonce
que mes pensées audacieuses vont prendre leur vol dans les
cieux, en traitant pour eux ces objets surnaturels, inséparables de la nature de l'homme, qui font les douces
sollicitudes de leur admirable philosophie.

Je dis donc que l'on doit éviter les plaisirs de la sensualité après des rêves effrayans : ils sont, d'après les observations d'Hippocrate, le présage de maladies graves :
disons ici, pour faire ressortir l'empire de l'ame, qu'un
grand nombre de médecins et de philosophes célèbres ont
attaché la plus haute importance à ces inégalités d'idées
qui constituent les songes. Hippocrate et Galien nous ont
dit qu'ils avaient quelque chose de divin ; quoique je re-
garde comme fabuleux une partie de ce qu'ils ont avancé à
ce sujet, nous ne devons pas moins révérer ces hommes
illustres : nous devons croire que les seuls motifs qui les
ont portés à semer des fables dans le champ de la vérité,
est qu'ils vivaient du temps du paganisme ; ils craignaient,
sans doute, la fureur de la superstition, ils étaient donc
obligés d'encenser ce monstre destructeur de la saine raison, d'adorer le veau d'or, ou cet orgueilleux roi de

Babylone, vainqueur de toute l'Asie (1); ou peut-être, à l'exemple de Numa Pompilius, avaient-ils en vue de ramener dans le temple de Minerve un peuple cruel et barbare. Quelles que fussent leurs vues, ce qu'il y a de bien certain, c'est que nous ne pouvons repousser de notre esprit tous les songes qu'un grand nombre d'hommes illustres nous ont donnés (2) : ils rapportent des observations fort judicieuses. Les médecins qui sont rangés dans cette classe, nous donnent les songes comme étant propres à servir de base au pronostic à porter dans l'invasion et dans le cours des maladies ; mais voici, d'après l'idée philosophico-médi-

(1) Nabuchodonosor.

(2) Les auteurs qui ont traité des songes sont : Hippocrate, Galien, Plutarque, Pythagore, Pline, Aristote, Pétrone, Cornelius Rufus, Jérôme Cordan, l'Ecole du grand Stahl, Charles Bonnet, l'Epicurien Montagne, Boerrhaave, etc., etc. Trouvant l'occasion d'être utile sous un double rapport aux malheureux, en excitant la curiosité des uns et la sensibilité des autres, l'auteur propose de faire imprimer un ouvrage, intitulé : *Traité philosophique sur les songes, et des phénomènes extraordinaires du délire dans les maladies graves.* Le prix de cet ouvrage sera de trois francs : on souscrira chez M. Andrieu, receveur du bureau central de bienfaisance, fossés de Ville, n°. 3. Les frais de l'impression seront d'abord prélevés sur les souscriptions, et l'auteur laisse ensuite six cents francs pour être distribués aux pauvres secourus à domicile. Il ne se déclarera le propriétaire exclusif de cette nouvelle production, qu'il retire des ténèbres, que lorsque l'imprimeur aura été payé, et que le bureau de bienfaisance aura distribué la somme stipulée. Les personnes éloignées peuvent écrire et affranchir les lettres et la souscription, et les adresser au bureau central de bienfaisance, à l'adresse ci-dessus. Nous croyons pouvoir avertir que cet ouvrage sera curieux, instructif et vraiment surprenant, par des faits extraordinaires.

cale, comme on doit expliquer la théorie des songes , et je
ne crains nullement , dans le développement de mes idées,
la censure des savans. Nous considérons, avant toute chose ,
l'intimité et les rapports respectifs de l'ame avec le corps,
et nous disons que, pendant le sommeil , l'ame n'est pas
distraite par l'exercice de nos sens ; les objets qui nous en-
vironnent et qui, pendant le réveil , fixent notre attention ,
ne la détournent plus ; elle est livrée tout à elle-même ; c'est
alors que toutes ses forces se concentrent sur elles-mêmes.
Dans cet état des choses, elle se livre toute entière aux
connaissances du corps ; elle fait le dénombrement de
toutes nos parties ; elle considère ensuite en grand le plan
entier de tout le système animal, qu'elle confronte , qu'elle
met en rapports respectifs avec ces mêmes parties : de-là
naissent des idées relatives à l'état des organes, à leurs
affections , et au changement qu'ils subissent en bien ou en
mal. Dans le premier cas , l'ame éprouve de douces et
agréables impressions, et dans le second , elle en éprouve
de fâcheuses et de désagréables ; mais ces idées intuïtives ,
mais ces idées venant à priorité du sein de la divinité, ne
nous démontrent-elles pas évidemment que les dispositions
du corps sont du domaine de l'ame sensitive et pensante.
Ici je m'arrête, pour répondre à quelques lecteurs inat-
tentifs : ils me reprochent gratuitement que je m'éloigne
de la terre de Pergame (1), et que je m'écarte de mon sujet ;
ils me disent, ils me répètent sans cesse d'abandonner ces
recherches métaphysiques aux philosophes du siècle.... Je
répondrai à des allégations si peu fondées, que l'esprit
humain ne peut s'élever à un très-haut degré de connais-

---

(1) Ville dans l'Asie Mineure , célèbre par le culte qu'on y
rendait à Esculape, parce qu'on prétendait qu'il y avait exercé
la médecine.

sances humaines que par l'estimation de toutes nos parties ;
c'est à tort qu'on va chercher au-delà de nous ce qui se
trouve chez nous : j'ajoute de plus que le véritable philosophe doit principalement se trouver chez le médecin ;
c'est lui qui a appris dans les entrailles des morts à conserver les vivans : *Mors vitam tueri docet* ; c'est lui qui si
souvent a défendu la nature contre tant de causes destruc-
tives ; c'est enfin cet homme salutaire qui sait apprécier
l'homme dans l'homme même , afin d'en connaître les élémens et les merveilleux ressorts qui les constituent. Convenons donc que puisque l'ame est considérée comme le
principe moteur de ces ressorts merveilleux, de cette sur-
prenante machine, il nous est sans contredit permis, dans
un ouvrage de cette nature , d'étudier l'ame dans ses opé-
rations : je dirai même, pour donner plus de force à ma
réfutation contre ces allégations puériles, que l'immortel
Galien reprochait amèrement aux philosophes de son
siècle de se livrer à l'étude de la connaissance des causes et
de leurs effets sans se connaître eux-mêmes.

Revenons à notre sujet, et disons que nous avons re-
commandé de ne pas se livrer aux plaisirs de l'amour après
des rêves effrayans. Nous remarquons, encore un coup,
d'après les observations d'Hippocrate, qu'ils sont le présage de maladies graves : il semble que l'ame, dans ces
fâcheuses circonstances, erre çà et là dans tout le merveilleux domaine de l'économie vivante ; qu'elle en vérifie
toutes les parties, jusqu'aux plus petites ; qu'elle sonde,
qu'elle interroge tous les organes , et qu'aussitôt qu'elle dé-
couvre quelque altération , il semble, dis-je, qu'elle en
calcule les résultats; et s'ils sont pernicieux, qu'alors elle
se déconcerte, elle s'effraye de ces funestes changemens ; et
que, dans ce cas, elle se retire dans le centre de la sensi-

bilité, et que le cerveau lui sert de retraite. C'est dans ce
moment aussi périlleux, que sa voix plaintive et mieux
une inspiration qui semble lui venir d'une origine divine, se
fait comprendre dans le sensorium ; c'est elle qui répand
l'alarme dans la masse pulpeuse, qui est le foyer des sensations morales et physiques ; elle y trace, elle y grave ces
sinistres affections qui nous menacent ; c'est encore elle qui
agit puissamment sur les extrémités sentantes ou origine des
nerfs ; elle y détermine cette rigoureuse tention qui nous
fait éprouver de vives douleurs de téte, qui se manifestent
dans le commencement des maladies graves. C'est le cas
de dire ici, avec le célèbre et très-ingénieux M. De Sèze :
« Que c'est le ton du principe conservateur qui cherche à
» repousser ce qui le blesse, etc. (1)». C'est enfin elle qui,
par une action violente sur les extrémités sentantes des
nerfs qui naissent du cerveau, fait naître ces idées dispa-
rates et incohérentes qui constituent les rêves (2). Telle
est la théorie succincte des songes.

On ne saurait trop se pénétrer combien l'ébranlement
général du genre nerveux et cette perte de force qui vient
après l'émission de l'humeur fécondatrice sont funestes

---

(1) Recherches sur la sensibilité, pages 165 et 166.

(2) Avouons ici de bonne foi qu'il est des cas où les signes des
maladies ne sont pas sensibles ; le sujet perd la vie tout d'un
coup sans que l'ame ait la moindre perception de l'ennemi
mortel qui la force à quitter sa demeure : ces cas sont connus
sous la double dénomination de coup de sang, de mort subite,
et que nous nommons, pour nous représenter ses phénomènes
tragiques, *apoplexie active.* Au reste, on ne veut pas avancer
ici que les maladies graves soient toujours annoncées par les
rêves effrayans, mais bien que les rêves effrayans dénotent
presque toujours les maladies graves.

après des rêves effrayans, phénomènes intuïtifs qui annoncent, comme je l'ai déjà dit, l'arrivée prochaine de maladies graves, et cette lutte funeste de la vie et de la mort. Il est également évident que les plus habiles praticiens ne peuvent remédier à cet abandon, à cet épuisement total des forces qu'occasionnent le désordre de la vie : *Medicus est minister non autem Domine,* ainsi s'exprime le divin vieillard de Cos (1). Ne forcez donc jamais la nature; dans ces cas menaçans, que votre raison ordonne à votre imagination déréglée de ne point flotter au gré des passions, de ne point sérieusement s'arrêter sur ces objets qui peuvent affaiblir votre esprit et épuiser les forces physiques en mettant le complément à l'acte ; si vous n'écoutiez en ce jour mes sages conseils , ce serait descendre dans l'arène, se présenter au combat, sans être armé, contre le gladiateur, qui vous provoque, qui vous attaque, et qui vous donnerait promptement la mort sans pouvoir vous défendre, sans pouvoir l'éviter.

Vous devez vous abstenir des plaisirs de l'amour lorsque la bouche est amère, la langue chargée et l'appétit dépravé ; cet état décèle un embarras gastrique dans l'estomac et dans les intestins, ou décèle encore un état nerveux fixe sur l'appareil digestif, qui bilifie souvent toute la masse humorale, et rend le sujet semblable à ceux qui auraient pris à contre-temps des vomitifs violens et des purgatifs dastriques ou irritans, à ceux encore qui, par un accident, auraient été mordus par certains animaux vénimeux, comme le serpent à sonnette, la vipère et l'aspic : ces animaux impriment sur-le-champ un caractère bilieux à toute

_____

(1) Hippocrate.

la masse humorale : *Videmus etiam*, dit Galien, *aliquandò sanguinem in bilem verti* (1).

On évitera également les plaisirs de l'amour après les violentes passions de l'ame : telle serait la colère ; et après de longues abstinences. Et vous, hommes sages, hommes pieux, qui savez mettre un frein à vos sens ; vous, qui possédez tout mon respect, et qui êtes soumis au lien conjugal, ne perdez pas de vue la célèbre Hygie, petite-fille d'Apollon, orpheline de celui qui, pour avoir rendu la vie au fils de Thésée, fut foudroyé par le maître du tonnerre ; depuis lors, cette fille du ciel a remplacé son père : elle va indistinctement chez tous les mortels, leur prodiguer ses dons ; c'est elle-même que les anciens grecs, peuple libre et savant, adorèrent, et lui donnèrent le nom d'Hygie, fille d'Esculape, et que nous nommons Santé. C'est elle qui maintient l'équilibre dans le système animal : ce serait lui fermer vos portes si après des jeûnes soutenus, de longues abstinences, vous jouissiez auprès de vos épouses du plaisir de la copulation, sans avoir repris cette sève, cette force qui font notre félicité, et qui sont autant de boucliers à opposer aux maladies qui peuvent vous affliger. Si vous n'écoutiez mes conseils, ce serait ne pas vouloir servir long-temps ce divin Maître, que nous ne pouvons comprendre, que nous ne pouvons apprécier, que dans la belle harmonie de l'univers, qui atteste sa bonté et sa suprême sagesse.

Il ne faut jamais se livrer à la lasciveté immédiatement après les repas. Cet acte dérange les forces fixées sur l'es-

---

(1) Voyez la note qui est à la cinquième page des Feuilles séparées.

tomac pour opérer la digestion, déprave la pâte alimen-
taire : de cette interruption d'une fonction si nécessaire à
la réparation de nos forces, il en résulte des fièvres très-
putrides (ɪ). Soyez également réservés dans le temps des
maladies qui reconnaissent pour causes sensibles une altération de l'air atmosphérique ; dans ce cas, l'épuisement
des forces rendrait la peau lâche , les vaisseaux qui la com-
posent plus béants, et cet état favoriserait l'absorption du
gaz putride.

Telle est la conformité d'idées qui se lient naturellement
avec vous-mêmes, qui sont inséparables de votre bonheur et
de celui de vos enfans, que le plus sacré des devoirs vient de
me dicter. Persuadez-vous encore que vos épouses , dans
ces cas désastreux, ne sont jamais exigeantes ; vous trou-
verez la certitude de ce fait dans cette sensibilité , dans
cette vive tendresse, qu'elles ont reçues du haut des cieux à
un degré que vous ne pouvez atteindre ni espérer. Ces
sublimes qualités seront toujours triomphantes et l'empor-
teront , au premier effort, sur quelques sensations momen-
tanées qu'elles pourraient éprouver auprès de l'objet de
leurs désirs ; mais, hommes imprudens, si par un sot orgueil , si par une opiniâtreté , si, dis-je, elles étaient
forcées d'assouvir vos passions mal entendues , la mort
briserait bientôt cette douce chaîne , qui, dans l'union de
deux êtres, ne forme qu'une seule et même puissance : persuadez-vous, encore un coup, que, pour ces plaisirs fugitifs, elles ne voudraient nullement s'exposer à nourrir
dans leurs cœurs compatissans le deuil et l'amertume. Les
seuls garans de mes allégations se représentent sans cesse

(ɪ) Voyez la page 29 de l'ouvrage que j'ai composé dans le
temps sur les maladies pestilentielles.

dans cet empressement, dans ces doux sentimens, qui tendent à bénir leur union et à conserver celui qui les protègent et qui les met sous leurs puissances.

En terminant ici ce que j'avais à dire sur les maux qu'occasionnent le désordre de la vie, j'entends ici quelques voix qui s'élèvent contre mon ouvrage s'écrier : Arrêtez, arrêtez, ministre d'une diète sacrée, révérée de tous les humains, vous nous parlez sans cesse des sinistres effets occasionnés par le déréglement de la vie ; nous ne pouvons supporter la partialité de vos écrits : vous favorisez votre système aux dépens des inconvéniens qu'entraîne une chance contraire aux excès de l'amour ; en un mot, vous gardez un morne silence sur les dangers que font naître une grande abstinence, une sévère sagesse. Je répondrai à cette objection frivole, qu'à l'exemple d'Orus, je dois mettre un doigt sur la bouche : je me contenterai de citer au tribunal universel, d'assigner à cette cour suprême la dépravation du siècle. N'imitons pas ici la fidèle et artificieuse Pénélope, et ne défaisons pas mon ouvrage.

Tels sont enfin les conseils généraux que je donne à ceux qui tiennent sous une double puissance le plus aimable des deux sexes et la débile existence du premier âge de la vie. J'aurais bien pu multiplier ces conseils ; néanmoins, si ceux que j'ai donnés sont goûtés, suivis et modifiés d'après les circonstances, je bénirais la divine providence de me les avoir inspirés, et je n'aurais rien plus à désirer, puisque je me serais acquitté d'une dette bien sacrée envers l'humanité ; et dans un cas contraire, et contre mon attente, je me plaindrais d'abord amèrement de la dépravation des mœurs, de la perversité du siècle, de cette vie misérable : revenant soudain de mon étonnement, de même que l'homme qui est dans un assoupissement profond, dans un sommeil léthargique, comme lui je serais interdit, je serais immobile, et je reconnaîtrais mon erreur : mon esprit et mes regards supplians abandonneraient ce séjour, ils s'éleveraient vers les cieux, ils chercheraient à découvrir, parmi tant d'habitans lumineux, le centre, le foyer de l'éternité, afin de supplier le Père des hommes de couvrir de son voile miséricordieux ses enfans égarés du sein de la raison, et de déployer à leurs yeux ténébreux cette bannière révérée des justes, suivie du cortége de toute la magnificence céleste, ornée d'une somptueuse légende, mille fois plus brillante que le soleil, dans le centre de laquelle paraissent ces paroles consolantes à jamais mémorables, écrites en lettres ineffaçables, bien plus éclatantes que l'or et les pierres précieuses : *Tous les hommes sont mes enfans, et les fautes sont remises à tous les faibles mortels.* Satisfait de ma vision et de ma fervente prière, je ramenerais mes regards, je porterais ma pensée vers ce lieu que les iniquités des hommes rendent détestable, vers cette terre proscrite par la vertu, adoptée par la corruption et pestiférée du vice; alors, dis-je, je parcourrais, d'un air compatissant et sensible, ces essaims incalculables d'hommes pervertis, et je trouverais mon vrai bonheur, mon unique félicité, dans le doux souvenir d'avoir voulu leur être utile, et je dirais alors, avec un aimable philosophe (1) :

> Si de vous agréer je n'emporte le prix,
> J'aurai du moins l'honneur de l'avoir entrepris.

Fin du Traité de l'âge viril.

Le troisième livre, intitulé : *le Mentor des Femmes*, paraîtra, comme je l'ai déjà annoncé, dans le mois de Septembre prochain.

---

(1) La Fontaine.

COMMENTAIRE

Du cinquième Aphorisme de la quatrième section de l'immortel Hippocrate

L'Auteur croit devoir ajouter ici quelques observations de la plus haute importance, relatives aux évacuans prescrits par le père de la médecine dans le temps caniculaire ; elles seront propres à répandre des lumières dans un sentier obscur et difficile.

APHORISME.

Section 4, Aphorisme 5me. : Vers la canicule et pendant sa période, les purgatifs ne sont pas sans inconvénient.

Commentaire de l'Auteur.

Pour se rendre compte de cette immortelle sentence, qui est intimément liée avec les habitans des cieux, dont la lumière réfléchie a pénétré le cerveau de l'incomparable Hippocrate, il faut que nos pensées abandonnent pour quelques instans ce séjour, et remontent aux connaissances des constitutions médicales. Nous observons, en premier lieu, que les astres ont une influence incontestable sur le soleil, celui-ci sur les saisons, et enfin ces dernières sur les divers tempéramens de l'homme : elles impriment à nos corps des effets semblables à leur manière d'être. Pour résoudre une telle proposition, prenons pour exemple la saison de l'été, qui se lie naturellement à notre sujet.

Tout le monde sait que cette troisième saison de l'année s'annonce par le chaud et le sec ; cette fraction de la révolution complète que fait la terre autour du soleil, influe singulièrement sur l'humeur bilieuse : c'est elle-même qui donne ce caractère d'épaississement, en faisant évaporer les parties les plus fluides de la masse humorale, qui devient si redoutable dans les fièvres putrides ; c'est elle qui détermine l'éréthisme des solides. Cette fraction de l'année se trouve renforcée par le lever ou l'apparition de plusieurs constellations, tel que le lever de *Lucifer* ou d'*Arturus*, celui du *Grand Chien* et de *Sirius* ou *Canicule ;* on sait encore que ces constellations, ou amas d'étoiles, sont désignées ainsi par leur similitude avec divers objets ; se trouvant en conjonction avec l'astre du jour, elles en raniment les ardeurs *solsticiales*.

Les médecins grecs et arabes redoutaient ce temps à raison de l'influence de ces constellations sur le soleil, et l'action de ce foyer de lumière sur le tempérament bilieux. Le peuple de ce temps-là, à l'apparition de *Sirius* ou *Canicule*, faisait des sacrifices et des libations aux dieux pour appaiser leur colère. Ce qui est encore incontestable, c'est que ces constellations influent, non seulement sur le corps des animaux, mais encore sur les végétaux. C'est alors que les plantes languissent et se flétrissent, jusqu'à l'arrivée de l'automne, qui est cette époque de l'année où les rayons du soleil tombent perpendiculairement sur l'*Equateur* ; c'est encore l'époque où les jours et les nuits sont égaux sur toute la surface de la terre : ce temps est connu sous le nom d'Equinoxe d'automne. Enfin, le lever de ces constellations était, en un mot, l'objet de la terreur d'un peuple cruel et barbare, par des sacrifices de victimes humaines qu'il immolait à ses faux dieux. Telle est la théorie philosophique conforme aux préceptes de l'immortel Hippocrate, et le succinct développement que j'avais à faire sur le cinquième aphorisme de la quatrième section. Nous ajouterons de plus, que les purgatifs ne conviennent nullement dans un état d'irritation accompagné de la sécheresse de la peau et surtout de la langue ; dans la douleur de l'estomac, qui augmente par la pression ; cette circonstance décèle l'état nerveux, et lorsqu'il est très-fort, l'état inflammatoire, comme l'observe judicieusement le Roy, dans son traité du *pronostic* dans les maladies aiguës. D'ailleurs, quels sont les vrais médecins qui n'ont pas présent à leur esprit ce que nous dit Hippocrate sur la coction et les crises. Je pourrais ici rapporter plusieurs aphorismes ; mais les bornes de ce petit Traité ne me permettent pas de donner beaucoup d'extension à mes idées ; je dirai seulement, après ce grand homme : *Corpora ubi quis purgare voluerit, facile fluentia reddere oportet.* Je dis encore que l'emploi des purgatifs sans des indications formelles doit être évité soigneusement, autrement on court risque de donner lieu à des maladies graves. Nous disons encore que l'abus des purgatifs est très-nuisible, soit dans l'état de santé, soit dans celui de maladie, et comme le dit très-bien Cœlius.

Aurelienus : « Il faut éviter les fréquens usages des médi-
» camens qui purgent par les selles , car ils augmentent la
» soif et le dégoût pour les alimens , les corrompent et di-
» minuent les forces ». *(Passion chronic. , lib. V, cap.* 23 *).*

Nous avons dit que , dans la *Canicule ,* les purgatifs
étaient, d'après le législateur des médecins, contre indiqués. Nous croyons néanmoins observer que si les signes
qui les indiquent sont bien prononcés, on peut les employer avec cette haute prudence, cette grande sagesse et
ce choix particulier qui caractérisent toujours le vrai médecin et le distinguent de l'empirique. C'est ici que vient se
placer d'elle-même la célèbre sentence de l'illustre Ba-
glivi, qui nous dit : *Multa scire pauca agere.*

Les sujets qui auront besoin d'être purgés dans cet intervale de temps, compris depuis le 24 Juillet jusqu'au 23
Août, qui est l'époque où *Sirius* ou *Canicule* domine,
prendront le suc d'orange, l'eau et le sucre, des limo-
nades, le suc du raisin au deux tiers mûr, l'eau et le
sucre, etc. Pour donner une propriété fondante et apé-
ritive à ces boissons, il faut les tartariser avec demi-once
de crème de tartre sur deux livres de boisson ; on donnera
des lavemens tantôt émoliens et d'autrefois acidules, avec
un peu de vinaigre. Dans le nombre des purgatifs, on
donnera toujours la préférence à ceux qui ont une propriété fondante et à la fois adoucissante, à raison de
l'épaississement des humeurs et de la grande irritabilité de
tout le système animal, spécialement celle des intestins ;
on prendra alors de la manne avec des sels neutres, tels
que le sel *Depsum ,* de *Glauber ,* le sel de *Seignète ,* et
surtout le phosphate de sonde, qui convient mieux chez
les personnes sensibles et irritables ; le tamarin, la pulpe
de casse, unis avec les sels neutres à des doses conve-
nables, doivent être employés, ainsi que la crème de
tartre, avec le petit-lait, la marmelade de *Tronchin ,*
l'huile de *Ricin* très-récente, unie avec le sirop de *limon ,*
l'eau de fleurs d'orange ; et dans un état de faiblesse, avec
l'eau de menthe simple ou poivrée, l'eau de Mélisse. Telles
sont les bonnes combinaisons à employer. Tels sont enfin
les conseils que j'ai cru propres à l'instruction des uns et à
l'utilité des autres.

FIN.

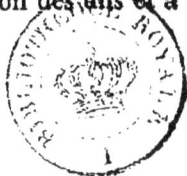

www.ingramcontent.com/pod-product-compliance
Lightning Source LLC
Chambersburg PA
CBHW070823210326
41520CB00011B/2089